Te $^{68}_{6.}$

DES

FRACTURES DU CRANE

ET

DE LA TRÉPANATION CÉPHALIQUE

Travail lu à la Société de Médecine de Bordeaux

Par M. le docteur DROUHET

Médecin en chef de l'Hôpital de Blaye, Médecin aux Eaux thermales de Cauterets.

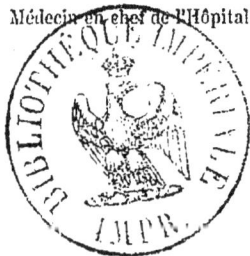

BORDEAUX

IMPRIMERIE GÉNÉRALE DE Mme CRUGY
rue et hôtel Saint-Siméon, 16.

—

1856

DES FRACTURES DU CRANE

ET

DE LA TRÉPANATION CÉPHALIQUE

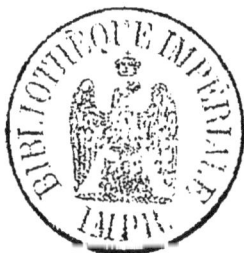

Messieurs,

Dans une courte période de temps, et par une succession assez étrange d'événements malheureux, j'ai eu l'occasion, dans ma clientèle ou dans mon service à l'hôpital de Blaye, de donner mes soins à un grand nombre de blessés, la plupart atteints de plaies de tête : elles résultaient toutes de chutes ou de violences exercées sur cette région.

Parmi les faits les plus considérables que j'ai recueillis, se trouvent deux cas de fracture du crâne, dont l'histoire m'a paru présenter quelque intérêt et pour lesquelles j'ai pratiqué l'opération du trépan ; l'un de ces deux cas, même, nous a valu, à M. le docteur Sebileau et à moi, un remarquable succès de guérison.

Ce sont ces deux observations, que précèdent des considérations sommaires sur les plaies de tête et les accidents si redoutables auxquels ces lésions donnent lieu, que j'ai l'honneur de soumettre à la Société de Médecine de Bordeaux.

Appuyé sur ce modeste travail, ce n'est pas sans quelque émotion que je suis venu devant vous : aussi, messieurs, serais-je très-heureux de devoir à votre bienveillance un titre ambitionné de tous et dont je ne saurais trop m'honorer.

De toutes les lésions traumatiques que produit accidentellement sur nos tissus l'action plus ou moins puissante des agents vulnérants extérieurs, la tête, sans contredit, est la région du corps la plus exposée à recevoir leur atteinte : ces lésions sont aussi, et surtout, celles dont la gravité est la plus immédiate, et celles encore qui compromettent le plus fréquement et le plus promptement la vie des blessés.

Toutefois, le danger qui caractérise ces blessures ne leur appartient pas directement, car il ne réside ni dans la lésion, ni dans les désordres matériels de ces parties : il n'est, dans la grande majorité des cas, que l'expression plus ou moins élevée d'un état de souffrance de l'organe que renferme la cavité du crâne, et du degré d'ébranlement qu'il éprouve à la suite des chocs qui sont venus l'atteindre ; la délicatesse de la trame anatomique du cerveau et les fonctions importantes qu'il remplit dans l'économie suffisent, sans doute, pour faire apprécier toute la gravité pathologique de ces lésions, et montrer combien sont réelles et fondées les craintes qu'elles inspirent.

Aussi, l'étude des plaies de tête se rattache-t-elle essentiellement aux modifications de sensibilité que subissent, dans ces circonstances, les centres nerveux. Ces modifications résultent entièrement de la commotion de cet organe, à qui ses conditions de masse, de structure et de situation font partager, au plus haut degré, les oscillations rapides et les changements divers qu'éprouve la tête après une percussion.

La commotion est, en effet, le phénomène capital, primitif de toute violence, elle en est l'élément à peu près inévitable ; et soit que la tête se heurte contre un corps résistant, dans les chutes, par exemple, soit, au contraire, que les parois du crâne doivent opposer cette résistance au corps qui les heurte, elle se traduit aussitôt par des signes sensibles, qui seront d'autant plus considérables que la force agissante aura été plus violente.

Ces signes sont une lésion plus ou moins grave des fonctions du cerveau, qui sont troublées, perverties ou complètement abolies ; elle produit des vertiges, la suspension momentanée de la sensibilité et de la contractilité, le ralentissement des mouvements du cœur et de la respiration ; elle peut, enfin, occasionner une mort instantanée.

Mais à ces symptômes, que séparent une foule de degrés intermédiaires, depuis l'étourdissement le plus simple, l'émotion la plus légère, jusqu'à l'anéantissement complet des facultés de la vie, se joignent quelquefois des altérations physiques (ruptures, contusions, épanchements), complications redoutables, il est vrai, mais qui sont entièrement distinctes de la commotion proprement dite : celle-ci n'est et ne doit être qu'une lésion purement vitale du cerveau, dont la durée, passagère souvent comme la cause qui l'a produite, disparaît insensiblement, après avoir acquis, au moment même, sa plus grande puissance, son intensité la plus élevée.

Cependant, il n'en est pas toujours ainsi : à côté des symptômes de réaction et d'inflammation qui succèdent si fréquemment à la commotion du cerveau, on voit celle-ci, quelquefois, réapparaître, causer de nouveaux désordres et provoquer la mort des blessés, à des époques même très-éloignées du début de la maladie.

Samuel Cooper rapporte qu'une de ses malades succomba, quatre mois après, aux suites d'une commotion, alors que le sujet donnait les espérances d'une guérison prochaine.

Ces quelques réflexions, sur lesquelles nous croyons inutile de nous appesantir plus longuement, disent assez le rôle important que joue cet accident dans les plaies de tête et le cachet tout particulier qu'il leur imprime : aussi, quel qu'en soit le degré, quelles que soient les causes qui l'ont déterminé ; que les coups portés sur le crâne produisent, suivant leur force de projection, des contusions, des plaies contuses ou des fractures ; que ces diverses lésions soient isolées ou réunies sur un même sujet, la commotion, à moins d'une attrition complète de ces parties, dominera toujours ces désordres, et leur gravité s'effacera momentanément devant la susceptibilité vitale, devant l'irritabilité organique des centres nerveux.

Ces réflexions serviront aussi de transition naturelle aux fractures du crâne et à l'étude de ce nouvel ordre de lésions.

Dégagées de ce grave accident (la commotion) que l'on retrouve, au plus haut degré, dans ces solutions de continuité, il nous sera facile de voir les éléments qui les constituent et les signes qui leur sont propres. La compression du cerveau en sera le terme le plus élevé et la complication la plus alarmante.

Malgré ses éléments de force et de résistance, malgré l'inflexibilité et les dimensions invariables de sa cavité, peut-être même à cause de ces conditions si précises de solidité extérieure, le crâne peut être atteint dans son intégrité et se briser, sous diverses formes, par la puissance exagérée des mouvements qui lui sont communiqués.

De là, des fractures dans tous les points de sa circonférence ; ces fractures sont simples ou compliquées, directes ou indirectes, « mais qui ne sont rien par elles-mêmes et qui guériraient comme des fractures des os longs, si le cerveau et ses membranes n'étaient pas compromis par l'accident : ce sont donc ces complications, plus que les fractures elles-mêmes, qui méritent de fixer l'attention du chirurgien. » (Dupuytren.)

Tous les auteurs acceptent-ces principes, et s'accordent à dire que les fractures du crâne, considérées comme solutions de continuité, n'ont de valeur sérieuse que par les symptômes qui les accompagnent, symptômes qui reconnaissent alors pour cause une *lésion cérébrale*.

Les altérations physiques qui ont pour siége le cerveau, et que l'on observe à la suite de ces solutions, consistent dans des épanchements, dans la dépression ou l'enfoncement de la portion du crâne fracturée, et dans l'introduction accidentelle du corps vulnérant dans cette cavité. Les effets pathologiques, dus à ces causes diverses sont identiques, et produisent immédiatement ou consécutivement la compression du cerveau, malgré les caractères différentiels de leur mode d'action.

En effet, l'épanchement cérébral résulte de la division des vaisseaux sanguins, et peut exister dans le crâne, dans les feuillets des méninges, dans la substance propre du cerveau : dans ce dernier cas, il est vrai, l'épanchement constitue l'hémorrhagie cérébrale, et appartient, pour les symptômes et le traitement, à l'histoire de cette dernière affection.

Par suite de cette division, le sang s'écoule, se répand en nappe, ou se forme en un caillot plus ou moins volumineux, qui ne tarde pas à comprimer les parties sur lesquelles il repose ; il gêne les mouvements du cerveau, en altère les fonctions et suspend en partie son action sur l'organisme ; mais, en quantité plus considérable, ce fluide produit, dès lors, une aggravation sensible des symptômes qui précèdent ; l'assoupissement, la léthargie s'emparent du blessé ; les battements du cœur deviennent lents, obscurs et profonds, la respiration stertoreuse ; la vie nerveuse s'éteint, et la mort arrive.

Aussi, pouvons-nous quelquefois, et pour ainsi dire pas à pas, suivre la formation lente et graduée, la marche progressive d'un épanchement, tandis que ces mêmes phénomènes, lorsqu'ils sont occasionnés par l'action physique et pénétrante d'un fragment du crâne, d'une esquille ou d'un corps étranger, ces mêmes phénomènes, disons-nous, seront immédiats, d'une intensité invariable, et présenteront dans cette instantanéité quelque chose de plus précis et d'actuel, comme symptomatologie cérébrale, que le développement souvent obscur du simple épanchement. Du reste, dans l'un comme dans l'autre cas, la paralysie partielle ou totale, l'hémiplégie surtout, sera le signe le plus évident, le caractère le plus constant de la compression des centres nerveux.

Ces désordres, comme on le voit, sont graves ; le pronostic en est des plus alarmants, et leur curabilité se rattache impérieusement à l'application du trépan.

De ce qui précède, cependant, il ne faudrait pas conclure que, si le trépan est appelé à satisfaire aux indications générales que nous avons énoncées, s'il est appelé à détruire la cause mécanique de cette perversion de la sensibilité, toute fracture du crâne présente cette série déplorable de symptômes, et que cette opération devienne obligatoire dans tous les cas. Mais, alors même qu'ils existeraient, alors même que les difficultés de diagnostic, si nombreuses et si obscures, qui s'élèvent autour de ces épanchements et de ces fractures, seraient reconnues, il y aurait encore à déterminer les conditions pratiques de son application, à en apprécier l'utilité et l'opportunité, c'est-à-dire, à juger des cas dans lesquels il convient d'opérer ou de s'abstenir.

Cette question est, en effet, de la plus haute importance : vivement discutée à toutes les époques, elle a subi les plus étranges vicissitudes; elle n'est pas encore, que nous sachions, résolue, et conserve, à ce titre, un intérêt réel d'actualité.

Rappelons, à ce sujet, que la trépanation céphalique est une des opérations les plus anciennes de la chirurgie; que, rarement pratiquée de nos jours, tombée même dans un oubli profond, mais certainement injuste, elle a joui, au 18e siècle, d'une brillante popularité.

Desault en fut l'adversaire le plus ardent et le plus passionné, et l'on n'ignore pas quelle défaveur il parvint à jeter sur cette opération, et les lois purement médicales qu'il institua dans le traitement des plaies de tête; mais l'on sait aussi que, si l'abus du trépan avait eu des conséquences fâcheuses, s'il avait entraîné des malheurs irréparables, sa proscription absolue du domaine chirurgical fut une faute grave, un acte condamnable.

Ces enseignements du passé n'ont pas été perdus pour nous, car aujourd'hui, et dans l'état actuel de la science, l'opération du trépan est formellement conseillée dans les lésions externes du crâne avec enfoncement, dans les épanchements suivis de fracture, mais avec *les signes conditionnels de la compression du cerveau*.

Toutefois, en posant ces principes si sages, peut-être trop exclusifs, on n'a pas voulu sans doute, et d'une manière absolue, renfermer cette opération dans ces limites étroites, limites qu'on ne saurait franchir; on n'a pu vouloir, non plus, enlever au chirurgien son droit d'initiative, sa spontanéité, et le rendre spectateur impuissant de ces cas exceptionnels que trop souvent nous offre la vie médicale.

L'observation suivante de MM. Béclard et Paul Dubois, que nous empruntons à Richerand *(Histoire des progrès récents de la Chirurgie)*, en est un exemple frappant ; leur conduite mérite des éloges et ne saurait trouver trop d'imitateurs.

Dans cette observation, il y avait plaie sans fracture apparente de la région temporale du côté droit. La moitié gauche du corps était frappée de paralysie. L'application du trépan fit reconnaître et la fracture du crâne et la cause de l'épanchement; le malade guérit.

Ces préliminaires épuisés, nous donnons ci-après les deux observations qui nous sont personnelles, nous réservant d'en résumer les points les plus importants.

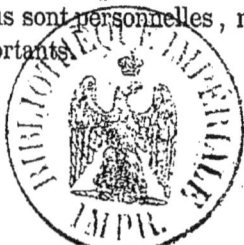

1re OBSERVATION. — *Plaie contuse et fracture du crâne : — fragment osseux; — application du trépan; — mort; — autopsie.*

Le 20 mai 1852, le sieur Michel, de Blaye, âgé de 50 ans, travaillait à curer un puits, lorsque le seau duquel on se servait pour opérer ce curage, se détachant à une assez grande élévation, vint, de la lame de fer qui en garnissait le fond, frapper à la tête le malheureux ouvrier.

Renversé, mais à peine étourdi par la violence de ce choc, il aide lui-même à son sauvetage; conduit aussitôt à l'hôpital, où il peut se rendre à pied, il est couché salle Saint-Joseph, n° 8.

Je le visite peu d'instants après son arrivée, et constate une plaie contuse de la tête, avec fracture et enfoncement de la bosse pariétale du côté droit. L'enfoncement de cette portion du crâne est si considérable, que le fragment dépasse en entier toute l'épaisseur de la paroi osseuse, repose évidemment sur les méninges, et comprime la masse cérébrale. Cette blessure, du reste, est peu étendue (trois centimètres de longueur sur un et demi de largeur), mais si nettement divisée, qu'on la dirait faite à l'aide d'un emporte-pièce.

Toutefois, à l'exception d'une douleur obtuse de la tête, cet homme, d'une constitution forte et vigoureuse, ne trahit en rien la gravité d'un accident qui aurait pu occasionner une mort instantanée : sa physionomie est calme, le pouls régulier, l'intelligence libre; on ne découvre en lui ni trouble de la sensibilité, ni trace de commotion ou de compression des centres nerveux; l'organisme, en un mot, paraît exempt de toute atteinte, de toute complication.

Vivement surpris d'un tel état de choses à la suite d'une plaie de tête avec éclat de la voûte du crâne, je songeai, dès ce moment, à me procurer un trépan dont l'hôpital était dépourvu, ne doutant pas des indications futures que j'aurais à remplir, indications qui découlaient trop rigoureusement des lésions observées, pour éprouver, à ce sujet, la moindre hésitation.

Quelques instants après cet examen, et le malade ayant déjà reçu mes soins, un accès de fièvre se déclare; il est précédé de froid et de frissons, et d'un malaise général que supporte péniblement le blessé.

Dans l'après-midi, la fièvre a acquis sa plus grande intensité; le pouls bat avec force et s'élève à 115-120 pulsations; le *facies* est coloré, la tête chaude et douloureuse, les conjonctives injectées; pas de délire, pas d'assoupissement; la soif est peu ardente.

Ces symptômes d'une réaction franchement inflammatoire m'inspirent pour le cerveau des craintes assez sérieuses, quoiqu'ils ne paraissent pas aggraver d'une manière sensible l'état du blessé; ils s'apaisent même assez rapidement sous l'influence d'une forte saignée, de compresses froides sur la tête, incessamment renouvelées, et de sinapismes aux extrémités inférieures.

A neuf heures du soir, rémittence manifeste ; le pouls est descendu à 80-85 pulsations ; la peau se couvre de sueur ; la tête est moins douloureuse ; la soif est nulle ; tendance à l'assoupissement.

Le 21, résolution à peu près complète des accidents de la veille ; le repos de la nuit a été passable, mais souvent interrompu par des rêvasseries ; le malade se sent brisé, étourdi ; la langue est large, humide, muqueuse ; le pouls est à 68-70, la tête encore lourde ; constipation.

Prescriptions : Compresses froides sur la tête ; limonade émétisée ; diète absolue.

Le 22, amélioration sensible ; la fièvre n'a pas reparu ; le sommeil de la nuit a été calme, paisible et d'assez longue durée ; le blessé réclame des aliments.

Prescriptions : Compresses froides ; limonade en boisson ; bouillons.

L'émétique en lavage, bien supporté par l'estomac, a procuré des selles fréquentes.

Les 23, 24 et 25 s'écoulent dans les meilleures conditions ; le sommeil, l'appétit et les forces générales sont excellents ; malgré les vives instances du sujet, il ne lui est accordé que de simples potages.

Quoique négligée, l'aspect de la plaie de tête est satisfaisant ; les lèvres en sont vermeilles, et la suppuration peu abondante et bien liée.

Tout danger immédiat paraît donc avoir cessé ; mais, résolu de ne pas attendre de nouveaux accidents, et redoutant, avec quelque raison, la présence insolite d'un corps étranger, implanté sur les centres nerveux, malgré la tolérance tout exceptionnelle de cet organe, je me décidai sans un plus long retard et remis au lendemain d'en opérer l'extraction.

Assisté de MM. les docteurs Augereau, médecin de l'hôpital, et Brivin, chirurgien de la place de Blaye, qui, après l'examen du malade, approuvent ma détermination, je procède ainsi qu'il suit à l'application du trépan :

Le blessé commodément assis sur une chaise, la tête appuyée et fortement soutenue sur la poitrine d'un aide, deux incisions de forme semi-elliptique embrassent les parties molles du crâne, situées au côté gauche de la fracture : ces tissus, après dissection, sont relevés en un lambeau suffisant et maintenus par une érigne.

Ainsi disposée, et le péricrâne détruit, j'applique sur cette portion du pariétal entièrement mise à découvert, et sur le bord de la lèvre gauche de la fracture, deux couronnes de trépan, qui se confondent en une seule ouverture.

La sortie du séquestre comprend le dernier temps de cette opération, qui se termine sans difficulté, malgré la profondeur et la solidité de son enclavement : doucement ébranlé à l'aide d'un levier que je glisse avec soin entre la dure-mère et le fragment du crâne, cette simple manœuvre suffit pour le détacher, sans blesser les parties sur lesquelles il est appuyé.

Rapidement exécutée, cette opération s'est accomplie au milieu des sourds gémissements du blessé, gémissements qui ne se sont fait entendre que *pendant la durée seule de l'application du trépan.*

Malgré cette fâcheuse particularité, le malade peut, après pansement, regagner son lit, sans aide ni soutien.

Dans la journée, fièvre, coma profond : il meurt le lendemain, dans la matinée, sans avoir recouvré un seul instant sa connaissance.

Autopsie trente-six heures après la mort : elle était pour moi d'un vif intérêt, car elle seule pouvait dire à quelles causes puissantes, à quelles lésions internes si graves, se rattachait une mort aussi prompte, aussi inattendue ; elle révèle les altérations anatomiques suivantes :

Une simple injection vasculaire colore assez vivement, et dans un rayon considérable, la portion des méninges en rapport immédiat avec la fracture ; elles ne sont pas épaissies ; leur décollement est peu important, mais elles présentent une dépression dont l'empreinte, fortement accusée, se rapporte au fragment du crâne : cette empreinte atteste, de la manière la plus évidente, la compression qu'il a dû exercer, pendant la vie, sur cette partie du cerveau.

Au-dessous de ces enveloppes et dans ce même rayon, la convexité de l'hémisphère cérébral paraît légèrement affaissée, sans que son tissu (circonvolutions et substance grise) ait subi la moindre altération de couleur et de fermeté.

En divisant, par des sections horizontales, les couches profondes de cet organe, on remarque que la pulpe nerveuse se modifie sensiblement dans sa consistance, et l'on ne tarde pas à pénétrer dans un vaste foyer de substance cérébrale ramollie, réduite en une bouillie rosée, sans trace d'organisation primitive.

Ce foyer est considérable ; il occupe tout le centre de ce lobe, et se dirige en forme de cône vers la base du crâne, dont il n'est séparé que par quelques lignes de tissu cérébral non ramolli.

L'hémisphère du côté gauche, ainsi que les autres parties du cerveau malade, ne présentent qu'un état de congestion sanguine assez prononcé.

2ᵉ OBSERVATION. — *Plaie contuse avec fracture du crâne : — commotion et inflammation du cerveau, — séquestre osseux, — paralysie ; — trépanation, — guérison.*

Dans la matinée du 29 septembre 1854, Marguerite Broussard, des environs de Blaye, âgée de 7 ans et demi, s'amusant à arracher des crins de la queue d'un cheval, derrière lequel elle était placée, reçoit à la tête un violent coup de pied.

M. le docteur Sébileau est immédiatement appelé, et constate, au milieu des désordres les plus profonds de la vie, une large plaie contuse de la tête avec fracture du coronal, suivie d'une dépression sensible de la portion du crâne fracturée.

La puissance de ce choc avait produit une telle commotion et l'ébranlement du cerveau était porté à un si haut degré, que, pendant cet examen et malgré le temps écoulé, Marguerite Broussard reste privée de tout sentiment et plongée dans un état de mort apparente.

Cependant, huit à dix jours après cet accident, elle entrait en convalescence, mais frappée de paralysie des membres abdominaux et privée de l'usage complet des sens de l'ouïe, de la parole et même de l'intelligence.

Sa jeunesse, des soins assidus et une médication énergique avaient heureusement triomphé d'une grave inflammation du cerveau, qui s'était rapidement déclarée à la suite de la commotion que cet organe avait ressentie.

Ces lésions de la sensibilité se rattachaient, par les signes les plus évidents, à la fracture du crâne et à la compression qu'elle exerçait sur les centres nerveux; elles étaient considérables, et leur gravité surtout ne pouvait être douteuse.

Aussi, en présence du danger imminent qui menaçait pour la seconde fois les jours de sa jeune malade, M. le docteur Sébileau résolut d'opérer, et réclama mon concours, après avoir obtenu de la famille un facile acquiescement à ses désirs.

Mais, au jour indiqué, les parents, oublieux de leur promesse, soulevèrent des difficultés qui réclamèrent la bienveillante intervention de notre honorable confrère, M. le docteur Cazenave, de Bordeaux; elles furent dès lors aplanies, et le 20 octobre suivant, vingt-unième jour de la maladie, notre jeune malade est soumise à l'opération du trépan.

État actuel : pâleur considérable de la face; regard terne, abattu; hébétude très-prononcée de la physionomie; la malade ne parle pas, n'entend pas, ne comprend pas; ses mouvements sont indécis, automatiques.

La marche et la station debout sont impossibles; ses jambes, flasques et molles, ne peuvent soutenir le poids du corps; la paraplégie est complète.

Pas de fièvre, intégrité des fonctions digestives.

Il existe à la tête une plaie contuse avec décollement et perte de substance du cuir chevelu; le péricrâne est détruit.

Cette plaie, en bonne voie de réparation, ne laisse entrevoir qu'une partie de la fracture du coronal; mais, en soulevant les tissus du crâne, on perçoit très-bien, par la vue et par le toucher, sa trace linéaire et rugueuse, se poursuivant en un segment presque circulaire de droite à gauche, mais moins sensible dans cette dernière partie, où ne se remarque aucun enfoncement.

Cette fracture est situé à la partie antéro-supérieure et latérale droite de la région frontale ; elle est d'une longueur de quatre centimètres sur trois de largeur, de forme à peu près ovalaire et légèrement oblique de dedans en dehors, ayant son point de départ à quelques lignes au-dessous de la naissance du front ; l'abaissement produit par ce fragment osseux, comprend les deux tiers de son épaisseur et n'existe que du côté droit.

Après cet examen, qui témoigne à la fois et des causes réelles de la paralysie par la compression mécanique du cerveau, et de la perturbation profonde dont la vie est atteinte, ainsi que des conditions satisfaisantes de la santé générale, Marguerite Broussard est couchée sur un lit, dans le jour le plus favorable d'une chambre basse et mal éclairée : la tête légèrement relevée, et les parties molles du crâne voisines du siège de la fracture préparées par une dissection convenable, deux couronnes de trépan sont successivement appliquées au côté gauche, et la pièce d'os enfoncée, aussitôt enlevée.

Toutefois l'extraction de ce fragment osseux n'a pas été faite sans de grandes difficultés : fortement enclavé dans les inégalités de la fracture, il a longtemps résisté à des tentatives que les tissus sur lesquels il était appuyé devaient rendre très-réservées. Nos craintes n'ont pas été de longue durée, car, après avoir débarrassé cette large ouverture des matières étrangères qui la salissaient (esquilles, débris osseux, sang répandu), nous avons pu nous assurer que les méninges étaient intactes, et que nos manœuvres ne les avaient ni blessées ni contusionnées.

Aucun incident fâcheux n'est survenu dans le cours de cette opération ; nous n'avons à mentionner qu'une hémorrhagie sans importance, produite par l'incision des parties molles, et les vives douleurs qu'elle a occasionnées à la malade ; du reste, nous ferons observer qu'elle a été *entièrement insensible à l'application du trépan.*

Le pansement de la plaie est simple, sans sutures ni bandelettes agglutinatives ; un bandage convenable rapproche et maintient les téguments, qui ne recouvrent qu'en partie seulement l'ouverture du crâne, à travers laquelle on distingue parfaitement les mouvements respiratoires du cerveau.

Trois jours après (23), levée du premier appareil. Ces trois jours, pendant lesquels nous n'avons cessé d'exercer sur notre jeune opérée une surveillance de tous les instants, se sont écoulés, à peu près, sans fièvre, sans souffrance aucune ; nous avons même dû nous relâcher, dès le lendemain, de la sévérité de nos prescriptions.

La plaie de tête est en bon état, mais la suppuration en est à peine établie ; la dure-mère est manifestement rouge, tuméfiée et refoulée par les ondulations cérébrales ; elle remplit, sans faire hernie, l'ouverture crânienne.

Rien à signaler du côté des organes frappés de paralysie.

Le 26, amélioration sensible; Marguerite est moins pâle, moins abattue; la physionomie est plus vive, plus relevée; elle entend et comprend, mais ne peut encore que très-difficilement articuler des mots.

Les incisions faites au cuir chevelu, réunies mais non cicatrisées, donnent une suppuration de bonne qualité, et la dure-mère, moins animée et d'un aspect tomenteux, se couvre de granulations miliaires. Seule, la paralysie persiste dans son intensité première.

Appétit. — Pas de fièvre.

Le 29, l'état de la malade est des plus satisfaisants, malgré deux accès de fièvre à forme intermittente, chaque soir, précédés de quelques frissons : le sulfate de quinine en a bientôt fait justice.

La plaie de tête, sous l'influence momentanée de ce trouble de l'organisme, s'est rapidement altérée : les tissus plus pâles et flétris, la suppuration d'une odeur repoussante, exigent des pansements plus fréquents et l'usage de l'eau chlorurée : cet état n'a été que de très-courte durée.

Malgré nos craintes, cet incident n'exerce aucune influence mauvaise sur la marche jusqu'ici favorable de la lésion nerveuse. La paralysie des organes de l'ouïe, de la parole, n'existe plus; l'intelligence est redevenue entière, et l'on remarque une diminution sensible de la paraplégie; Marguerite Broussard peut rester, quelques instants, dans la station verticale.

6 novembre : la santé générale ne laisse rien à désirer; le sujet est gai, content, et sa convalescence se poursuit sous les plus heureux auspices.

La plaie de tête est entièrement cicatrisée; des tissus de nouvelle formation réunissent en une vaste surface tous les téguments du crâne, en recouvrent l'ouverture, et promettent au cerveau une protection suffisante.

Enfin, de tous les organes frappés de paralysie, les membres abdominaux, seuls, n'ont pas encore repris toute leur force, toute leur souplesse primitive, qu'ils ne tarderont pas, cependant, à acquérir dans un avenir assez rapproché.

A dater de cette époque, je cesse mes visites, et ne revois notre jeune malade que dans le courant de décembre.

Deux mois et demi se sont écoulés depuis le grave accident survenu à Marguerite Broussard : aussi n'est-ce pas sans une satisfaction bien vive et bien légitime que ce dernier examen vient réaliser les espérances que M. le docteur Sébileau et moi avions conçues jusqu'à ce jour.

La plaie de tête présente une cicatrisation solide; les tissus en sont épais et résistants : toute trace de faiblesse a disparu des membres abdominaux.

La guérison est entière, radicale.

Si, maintenant que nous connaissons les phénomènes morbides et de nécropsie qui se sont produits à la suite de ces fractures, nous embrassons d'un rapide coup d'œil ces deux observations, l'on voit que les destinées de nos deux malades, quoique porteurs de lésions externes à peu près identiques, se sont traduites en des conséquences bien différentes.

Marguerite Broussard, enfant de 7 ans et demi, obtient sa guérison, après des manifestations physiologiques immédiates de la dernière intensité et après de longs jours écoulés avant la trépanation céphalique.

Cette observation est, à notre avis, l'expression la mieux définie, la plus complète, non seulement des désordres qui peuvent résulter d'une fracture directe du crâne, mais encore de l'heureuse application du trépan. A une commotion profonde du cerveau, succède son inflammation, que précède, par l'enfoncement des os du crâne, la paralysie des principaux organes de la vie de relation.

Elle est opérée, et tous ces désordres cessent peu à peu : chaque jour, en effet, nous assistons à une véritable transformation de la vie générale ; d'abord indécise, l'amélioration se manifeste dans les organes du sens de l'ouïe, de la parole et de l'intelligence, et la paralysie elle-même des membres abdominaux s'ébranle dans sa résistance, sans que nul incident fâcheux, nulle complication ne vienne troubler ce retour à la santé.

Le sieur Michel a été moins heureux, et nous-même avons été cruellement déçu dans nos espérances de succès.

Par suite d'une fracture avec enfoncement considérable, tous les accidents se bornent à un simple accès de fièvre, et le malade succombe le septième jour, le lendemain de l'application du trépan, sans avoir offert, pour ainsi dire, la plus légère complication.

Pelletan, ancien chirurgien en chef de l'Hôtel-Dieu de Paris, disait, alors qu'il avait perdu un de ses opérés : Allons voir ce qu'il y avait à faire.

En évoquant ce souvenir, mais en repoussant loin de nous, loin de votre esprit, messieurs, toute pensée d'orgueilleuse comparaison, établissons, d'après les données fournies par l'autopsie :

1º Que le sieur Michel a succombé à un ramollissement considérable du cerveau, occasionné par une contusion ou une déchirure de cet organe, et que, si le trépan a fait éclater des accidents qui sommeillaient, nous devons ajouter qu'il leur est complètement étranger. N'avons-nous pas à rappeler les souffrances accusées par le sieur Michel et l'insensibilité de Marguerite Broussard durant l'application du trépan ? Ces souffrances et cette insensibilité n'ont-elles pas, dans cette circonstance, une signification particulière ?

2º Nous pensons aussi que toute pièce d'os profondément enfoncée et complètement détachée de la voûte crânienne, devient, par ce fait, un véritable corps étranger, qui mérite d'être enlevé ; et que son implantation sur les centres nerveux, malgré la non-existence d'accidents immédiats ou secondaires, doit provoquer, plus tôt ou plus tard, des désordres qu'il est sage, qu'il est indispensable de prévenir ;

3° Que, dans le fait du sieur Michel, et dans l'ignorance absolue où nous étions par l'absence de toute manifestation morbide extérieure, il était rationnel de supposer que le cerveau était intact, qu'il était exempt de toute altération physique, et que, par conséquent, l'indication d'opérer était, pour nous, *formelle, positive.*

Un dernier mot encore, messieurs, en terminant ce travail, dont l'intérêt, nous le craignons, n'aura pas pu protéger la longueur. Il ne peut être une conclusion, deux faits aussi divergents ne suffisent pas, mais il porte du moins avec lui cet enseignement : que le trépan n'est pas une opération grave par elle-même, qu'il est sans danger pour la vie des blessés, et que, dans une situation donnée, il est une ressource précieuse, qui peut nous affranchir de déplorables insuccès, lorsqu'il est pratiqué avec réserve, intelligence, mais aussi avec une certaine hardiesse.

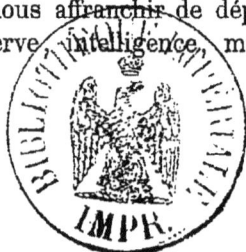

www.ingramcontent.com/pod-product-compliance
Lightning Source LLC
Chambersburg PA
CBHW050401210326
41520CB00020B/6407